UNITÉ

DE LA

LOI THÉRAPEUTIQUE

DEUX ORDRES DE MOYENS OU REMÈDES :

Indirects ou **ALLOPATHIQUES.**

Directs ou **HOMOEOPATHIQUES.**

PAR

Léonard-Alexandre SALEVERT DE FAYOLLE

DOCTEUR EN MÉDECINE

LYON

CHANOINE, IMPRIMEUR-EDITEUR

rue Sala, 24, & place St-François, 14.

1847

Ce travail n'est pas pour faire suite à
mon *Essai sur l'Appropriation en général,*
quand même il procède du même ordre
d'idées. C'est un simple appel au bon sens
commun sur quelques vérités médicales
importantes.

Les disputes ont, comme il arrive toujours, embrouillé l'état de la question. Il
était donc utile que celui-ci fût posé nette-
ment, afin que *tous* pussent voir et juger....

On comprend pourquoi je m'adresse plutôt au bon sens général qu'au sens particulier des hommes de science : c'est que le premier ne peut avoir de parti pris sur aucune chose, et qu'alors il est le plus sûr et le plus droit.

UNITÉ

DE LA

LOI THÉRAPEUTIQUE.

———◆———

Il est une question de haute philosophie médicale et d'un intérêt pratique très élevé que l'on a pas traitée, à savoir : s'il n'y a qu'une seule loi thérapeutique ou s'il y en a plusieurs.

Prenant cette question dans ce qu'elle a de plus actuel, je vais tâcher de montrer qu'il y a UNITÉ de loi thérapeutique, — en prouvant « que les expres-
» sions *allopathie, homœopathie*, dans lesquelles se
» peignent et se caractérisent les deux doctrines vrai-
» ment sérieuses, qui aujourd'hui, pour tout homme
» de sens et en dehors des discussions scholastiques,
» embrassent et divisent le monde médical, ces expres-
» sions n'appartiennent point à deux ordres de faits
» contradictoires, mais qu'elles résument des faits qui
» tous découlent d'une MÊME LOI. »

« La nature est une, a dit quelque part le docteur Dufresne ; elle est constante dans sa marche quelquefois ténébreuse, mais toujours simple. Elle répond toujours d'une manière exacte à quiconque l'interroge avec pré-cision et persévérance. »

I.

Tout fait de *maladie* ou de *guérison* a pour objet *la vie*. C'est donc à la vie qu'il faut s'adresser pour comprendre la production, la génération de ce fait.

Qu'est-ce donc que la vie?...

La vie est *une manière d'agir quelconque de la force de vivre. Tant que cette force agit, l'on vit; quand elle cesse absolument d'agir, on meurt* (1).

Et dès lors, la vie n'est pas exclusive à la santé plus qu'à la maladie, puisque malade ou bien portante, notre force de vivre n'en est pas moins toujours active; seulement, le mode d'activité n'est pas le même dans

---

(1) On ne peut pas, cela est clair, m'opposer l'état d'inaction des divers animaux et des plantes qui restent engourdis pendant l'hiver, des semences végétales qui, sans présenter aucun signe d'activité, portent avec elles la faculté de germer, si on les place en des conditions favorables, de certaines graines qu'on a trouvées enfouies profondément depuis des siècles, et ayant conservé toute leur force de germination, de personnes en syncope, en léthargie, etc., etc..... Cet état n'est qu'apparent, et ne prouve rien : Je suppose même qu'il fût impossible de percevoir un acte fonctionnel quelconque dans ces divers êtres, il sera toujours indubitable qu'il n'y a pas, pour cela, absence de toute fonction vitale : il est au moins, dans ces êtres, une fonction de résistance aux causes destructives, aux causes de mort ; et résister, qu'est-ce, sinon agir?... Donc partout la vie est *action*.

les deux cas ; on vit autrement étant malade que ne l'étant point : il y a donc deux formes de vie, *la vie en santé* et *la vie en maladie*.

Il est évident que la force de vivre, même quand elle est *malade*, doit tendre, le plus possible, dans son action, à *conserver* la vie, à la rendre forte et durable. S'il en était autrement, c'est-à-dire si elle pouvait l'*user*, comme quelques-uns le disent et l'enseignent, elle n'agirait pas comme force de vivre, mais comme agent destructeur ; elle ne serait pas elle-même.

En résulte-t-il que cette force atteigne toujours ie but vers lequel elle tend ? Non : elle reste souvent plus ou moins en deçà de ce but, parce qu'elle est sans cesse exposée à des causes qui combattent et compriment l'énergie de son action..... Mais nous ne dirons pas, avec un grand nombre de médecins, que fréquemment elle dépasse ce but, qu'elle abrége la vie, en la rendant trop forte ; une telle proposition paraît ridicule, et l'on ne comprend pas qu'elle ait pris cours dans la science. Comment, en effet, s'expliquer que la vie puisse devenir trop forte ? Il ne faut pas réfléchir beaucoup pour reconnaître qu'il n'en est rien, et que s'il en était quelque chose, ce serait un bénéfice réel : la vie pourrait ainsi arriver à être indestructible.

On me dira que la force de vivre peut s'user par sa propre énergie, se consumer en s'exaltant ? Evidemment on n'y songe pas, quand on associe des mots à tel point disparates ! *Une force qui s'use par sa propre énergie !...*

qui se consume en s'exaltant !... Mais qu'est-ce donc qu'une *force,* et où est, en effet, son pouvoir d'action et de durée, sinon dans son énergie?... Et je le demande, en supposant qu'elle pût s'exalter, que signifie l'expression s'*exalter,* sinon s'augmenter, s'accroître, grandir? Mais une force qui grandit, loin de se détruire, a plus de ressources pour résister et durer longtemps.

Voudra-t-on prétendre que la force de vie peut, *d'elle-même,* faire des écarts et y trouver sa ruine? La force de vie serait donc une force douée de volonté; car il n'y a que les puissances ainsi douées qui, d'*elles-mêmes* et indépendamment de toute cause, de toute influence étrangère, aient la faculté de s'écarter de leur direction normale. Ainsi, le pouvoir volontaire humain peut laisser sa direction normale, qui est le *bien,* pour en prendre une autre. — Tout au contraire, les puissances dépourvues de volonté persistent dans leur marche habituelle, et sans en dévier, si rien ne les contrarie; et toujours, dans tous les cas, elles conservent leurs tendances. Toutes les forces motrices, par exemple, ne dévient que s'il y a des obstacles, puisque en physique on enseigne qu'un corps en mouvement ne peut changer de lui-même ni la direction ni la vitesse de ce mouvement. Et ces forces gardent tellement leurs tendances, que, l'obstacle éloigné, elles rentrent immédiatement dans leur voie primitive : en effet, un corps est-il, en tombant, arrêté par un obstacle, enlevez celui-ci, et vous verrez que le corps a conservé sa tendance ; il continue à tomber suivant la même direction, etc., etc..... La force de vie agit de même ; son acte normal, c'est d'opérer le bien-être du vivant, et, d'elle-même, elle ne peut en faire autre chose, ni, dans aucun cas, même quand la vie est en souffrance, perdre sa tendance à produire ce bien-être : car, 1° pour cesser d'agir dans le sens normal, il faut une cause ; toute action, quelle qu'elle soit, en suppose nécessairement une ; et, pour la force de vie, la cause d'agir autrement que suivant le mode normal sera : ou que, *de son propre mouvement,* elle se détermine à agir ainsi, ou qu'elle y soit *poussée* par une *force étrangère.* Pour se déterminer, c'est-à-dire pour prendre un parti, il faut avoir une volonté ; or, la force de vie a-t-elle une volonté dans le végétal, dans l'homme ?... J'ai beau m'étudier, je ne sens ni ne perçois en moi rien qui m'indique un vouloir quelconque dans ma force de vie... Donc si cette force n'agit pas normalement, c'est toujours sans détermination propre ; ce n'est pas d'elle-même, mais bien par l'impulsion d'une cause étrangère qui s'oppose à son mode normal d'agir. 2° Quant aux tendances de la force de vie, elles restent les mêmes, malgré l'obstacle apporté par les causes nocives aux actes normaux de cette force. On voit aisément qu'il suffit d'éloigner tout obstacle à la santé, au bien-être, pour que celui-ci revienne. Donc la tendance à le produire a persisté.

Quelques-uns nous diront : La force de vie est une

force *aveugle*, et, comme telle, elle doit se tromper beaucoup et souvent. D'autres changeront le nom, et, y substituant le mot *nature*, accuseront de tous les accidents de la vie la nature inintelligente, au lieu d'en accuser les causes étrangères. Pour moi, je ne crains pas de le dire, c'est à cause qu'elle est *aveugle* et *inintelligente* que la force de vie ou la nature me paraît devoir être *infaillible* dans ses tendances. Pour se tromper, il faut voir, comprendre et pouvoir choisir ; si l'on ne peut pas choisir, on ne se trompe pas, on obéit à une impulsion reçue, on suit avec plus ou moins de facilité ou de peine, suivant les difficultés qu'on rencontre, une direction donnée et de laquelle on ne peut se défendre.

Concluons que tout préjudice porté à la force de vie lui vient non d'une surabondance, d'un excès d'énergie, d'une surexaltation d'elle-même ; non de ses écarts ou de son état de force aveugle ; mais bien des causes étrangères manifestes ou cachées ; — et que si le vivant est *malade*, ce n'est jamais que par *un défaut actuel de résistance suffisante*, de la part de cette force, à quelque agent nocif.

J'en viens à confirmer cette conclusion par l'examen des faits.

Les hémorrhagies qu'on appelle actives, les fièvres inflammatoires et inflammations locales franches, l'éré-thisme sanguin, la pléthore, tous états qu'on ne sait attribuer qu'à la surabondance des forces, et où l'on prétend à modérer les efforts désordonnés ou excessifs de la force de vie et à ramener celle-ci de ses écarts, — peuvent facilement venir en confirmation à la conclusion sus-énoncée et comme preuves que toute condition ou disposition morbide naît d'un défaut de résistance aux causes morbifiques ou d'une aptitude à faiblir sous leur action.

En effet, point d'hémorrhagie, point d'inflammation générale ou locale, point d'éréthisme sanguin, point de pléthore, sans cause. Mais, dira-t-on, cette cause c'est un excès de force, un excès de vie !.... Et si j'en demande la preuve, on croira la donner en parlant, quelques-uns d'une effervescence ou d'un sur-croît du sang, d'autres, d'un rapport inexact entre la quantité des globules et celle des autres principes ; comme si c'était chose absolument évidente et inatta-quable que tel ou tel état particulier du sang annonçât trop de force et de vie. Il me semble qu'il n'y a au monde rien de moins évident de soi-même que cet excédant de force et de vie qu'on veut trouver soit dans l'effervescence ou la surabondance du fluide sanguin, soit dans un défaut de rapport entre la somme des globules et celle des autres éléments de ce fluide ; et la proposition contraire me semble plus facile à établir : à savoir que, toutes choses égales, il y a moins d'énergie vitale, moins de force réelle là où le sang est dans un état ou de grande mobilité, ou de trop plein, ou d'inexactitude dans les rapports de ses matériaux constituants, que là où règne le calme et une mesure exacte. Car si le sang perd ce calme ou cette mesure, la cause en est quelque part. Dire qu'elle est dans un excès de force, ce serait tomber dans un cercle vicieux, puisqu'on veut accuser le sang de cet excès même. Cette cause est donc ailleurs que dans la force de vie. Cela étant, supposons qu'elle est à l'œuvre sur le vivant ; je demanderai si la force de vie, considérée relativement à cette cause, sera plus énergique dans celui où par sa résistance elle empêchera que le sang ne perde son état normal, ou bien dans celui chez qui la même force cédera à l'influence de cette cause et ne pourra maintenir cet état. Assurément l'énergie vitale est, dans le premier cas, plus grande et plus puissante, plus vive que dans le dernier. Celui-là n'est-il pas le plus fort, dont rien ne peut ébranler le calme, et qui est tranquille et serein, toujours le même au milieu des orages ?.... Ainsi, on est en droit d'induire de cette démonstration que si une hémorrhagie existe, elle est toujours, et dans tous les cas, due à une cause connue ou non qui actuellement domine assez la force du vivant pour la contraindre, en quelque sorte, à la production du phénomène hémorrhagique. Il y a donc là, au lieu d'un excès, un manque réel d'énergie actuelle dans la force de vie. J'en dirai autant des fièvres inflammatoires, des inflammations de toutes espèces, et de tous les états morbides, quels qu'ils soient. — En vain essaiera-t-on d'invoquer certains faits apparents, pour renverser notre conclusion. J'en appellerai toujours à un examen sérieux de ces mêmes faits et à une sévère logique ; et certainement on verra bien vite que derrière ces faits apparents, il y a des faits principes et générateurs qui seuls doivent appeler notre attention quand nous en sommes à la recherche et à la constatation des causes ; et ces faits générateurs sont ceux dont je m'occupe ici de montrer la valeur dans l'étude des maladies.

Or, une seule et même loi préside à la production de tels faits. Cette loi, nous l'avons énoncée en disant que *toute condition morbide est due à un défaut d'énergie actuelle dans la force de vie ;* et pour se peindre, autant que possible, à l'esprit, la réalité de cette loi, il n'est besoin que de se représenter la fonction vitale en général rencontrant un obstacle. Si la force qui opère la fonction n'en est pas émue, et que, pour faire cesser cet obstacle, elle n'ait à produire aucun effort sensible, il est clair qu'elle continuera d'exécuter la fonction, comme d'habitude, sans que rien y soit changé. Que si, au contraire, la force de vie est gênée, embarrassée par cet obstacle, la fonction en sera *altérée*, parce que, dans cet état de gêne et d'embarras, cette force ne peut fonctionner exactement de même. Et l'altération de fonction est une preuve évidente que la force de vie du sujet est, d'une certaine manière, maîtrisée par l'obstacle supposé, et, par conséquent, dans un défaut actuel d'énergie... Supposons une personne saisie par un coup de froid.

Si la force de vie se met promptement à réagir assez énergiquement pour y faire équilibre, le dommage causé par celui-ci sera nul, et le jeu fonctionnel se continuera le même. Que si, au contraire, cette réaction prompte, immédiate n'a pas lieu, la modification introduite dans l'économie par le coup de froid y jettera le trouble et amènera une maladie : soit une pneumonie, par exemple...,. Il est sans aucun doute qu'un poumon atteint de pneumonie ne fonctionne pas comme à l'état normal; qu'il fonctionne autrement, puisque quelquefois il ne respire pas du tout. Et qu'est cela, sinon un acte d'obéir à l'impulsion produite par ce coup de froid? Donc il y a défaut de résistance à cette impulsion.

On n'objectera pas, je pense, que la fonction pourrait être altérée par une réaction trop considérable de la force de vie contre l'obstacle qui gêne son action. Pour parler ainsi, il faudrait nécessairement prendre pour de *la réaction* l'appareil morbide, les phénomènes qui accompagnent ou constituent le trouble fonctionuel. Or, tout cela ce n'est pas de la réaction : la réaction est *l'acte vif* qui règne *par-dessous*, l'acte qui se devine sans le voir, qui s'opère malgré ou à travers ces désordres; c'est la *résistance* par laquelle la force conservatrice de la vie tâche de se tenir à l'état stable et normal dans le corps vivant ou de reprendre une telle position, si elle l'avait perdue; c'est *l'œuvre forte* d'une puissance ébranlée, mais qui, au lieu de s'abandonner à la mobilité causée par cet ébranlement, tient ferme, autant que possible, contre cette mobilité.--Exemple : je me fais une blessure; celle-ci guérit très vite et, comme il est démontré par des travaux récents que cela peut avoir lieu, sans qu'il y paraisse la moindre trace d'inflammation. Une autre personne se fait une blessure exactement de même et la guérison ne s'accomplit que lentement, après une inflammation intense, un état fébrile général, etc... D'ordinaire, on nous dira que, dans le premier cas, il n'y a pas eu de réaction, et que, dans le deuxième, celle-ci a été considérable, énergique, et, par suite, nuisible au sujet. Je crois pouvoir dire tout le contraire : dans le premier cas, la réaction a été prompte et puissante; dans le deuxième, elle a suffi, mais lentement. En effet, dans l'une et l'autre circonstance, la blessure éprouvée par le sujet a été une atteinte portée à sa force de vie. En premier lieu, cette atteinte a trouvé une résistance, une réaction très forte et toute prête, et son effet sur l'économie en a été rendu presque indifférent ; il n'y a eu rien de troublé. En deuxième lieu, elle n'a trouvé qu'une résistance faible, et, au lieu d'une guérison prompte, il y a eu, sur le point souffrant, fluxion et inflammation; dès lors, atteinte plus grave dirigée contre la force de vie; et cela n'ayant pas suffi pour susciter promptement assez de réaction, la fièvre en a été la conséquence. Enfin la vie étant mise en péril par cette nouvelle atteinte, la force du vivant en est émue et développe par-dessous l'état morbide un effet énergique de réaction qui dissipe la fièvre, dissipe l'inflammation et amène la guérison de la blessure. Donc il est vrai de dire que, s'il y a eu une réaction réellement très considérable, c'est dans le cas où la blessure s'est guérie sans peine et sans accident, tandis que, dans le cas où la guérison a eu tant d'entraves, la réaction n'a été, qu'avec le temps, à grand'peine suffisante.

On demandera quelle sera dès lors la différence à faire d'une plaie qui ne guérit pas parce que la sanguification et l'innervation y sont trop faibles, parce qu'il y a, dit-on, manque de vitalité, d'avec celle qui également ne guérit pas à cause d'une inflammation violente?... Pour moi, il y a, dans les deux cas, défaut actuel de réaction; seulement l'espèce est différente; ce sont deux états spécifiques, et voilà tout.

La réaction est donc essentiellement et absolument protectrice de la fonction vitale, soit pour la maintenir dans une condition régulière, soit pour l'y ramener dans le cas d'altération fonctionnelle. Donc plus elle est forte et énergique, plus il y a de bénéfice pour la fonction, laquelle dès lors ne peut, dans aucun cas, en être altérée.

Donc, en définitive, il est incontestable que la force qui accomplit la vie dans les corps vivants n'agit jamais au préjudice de ces derniers; seulement quelquefois elle n'est pas assez robuste pour les préserver des effets nocifs des causes destructives, et alors la vie qu'elle opère est embarrassée, pénible, malade; souvent cette vie touche à la mort, parce que la force dont elle procède, usée par les entraves, n'a plus de jeu et va succombant à la peine.

Ainsi, il y a pour le vivant, comme il a été dit, deux formes de vie : *la vie en santé* et *la vie en maladie.* Dans la première, la force du vivant est énergique et soumet à son action celle des agents destructeurs. Dans la deuxième, cette force est dépassée; son œuvre actuelle manque de puissance pour écarter facilement les obstacles et les inconvénients qu'elle rencontre. Dans la vie de santé, on vit sans effort et avec bien-être; dans la vie de maladie, on ne vit qu'au prix d'une *pénible* et *difficile* résistance.

II.

Et notons-le bien, *vivre* c'est *résister*, résister à un monde de causes qui aspirent sans cesse à nous détruire; ce n'est rien autre. Vivre *malade*, c'est donc aussi résister à ces causes, mais y résister *mal.*

Et quand je dis : vivre c'est résister bien ou mal aux causes nocives, je veux dire non-seulement que, si le vivant ne résistait pas à ces causes, il cesserait de vivre, mais encore qu'il ne vit qu'à la condition d'être en rapport avec ces causes.—En effet, j'ai fait voir dans mon ESSAI SUR L'APPROPRIATION EN GÉNÉRAL que tous les êtres de la nature et du monde exercent les uns sur les autres une fonction envahissante. En conséquence tout envahit sur le vivant, en même temps que lui-même envahit sur tout ce qui l'entoure. D'où il résulte que, pour se soustraire à l'envahissement, le vivant et le monde extérieur ont besoin, chacun de son côté, de résister aux entreprises l'un de l'autre. Que si, ne me préoccupant que du vivant, j'étudie et cet acte d'envahissement qu'il exerce sur le monde extérieur, et cet acte de résistance qu'il lui oppose, je trouve : 1º que, pour être *par nature* poussé incessamment à l'acte d'envahir, il faut que *naturellement* il en ait besoin ; et, de fait, il possède bien en lui-même la force qui opère la vie ; mais les matériaux avec lesquels cette force l'opère : les aliments, par exemple, l'air atmosphérique, etc., sont tous en dehors de lui ; 2º que, puisque le vivant est nécessité à résister sans relâche, il est certain, ce que j'ai déjà dit, que ce monde, dont il a besoin, l'attaque et cherche à le détruire. — Dès lors il est évident que pour vivre, non-seulement il nous faut résister aux causes destructives, mais il nous faut être en rapport avec ces causes. En d'autres termes, nous vivons nécessairement de ce qui nous est *ennemi.* L'important est que notre force neutralise la sienne et s'affermisse, s'accroisse même par cet acte d'énergie. Il n'est pas jusqu'à l'air que nous respirons, jusqu'à notre aliment qui, de toute évidence, ne nous soient contraires, ne nous fassent souffrir, ne portent de vives atteintes à notre vie, si notre force n'est pas en état de réduire la leur à l'état d'innocuité. Est-ce donc qu'il ne suffit pas d'un peu de faiblesse de l'organe respiratoire, au-dessous de l'état normal, pour que l'air même le plus pur, le plus doux, l'impressionne douloureusement ; d'une diminution dans la vigueur de l'organe gastrique, pour que l'aliment le fatigue, lui soit incommode, nuisible, délétère ?... Il est donc bien vrai que, pour vivre, nous avons besoin de ce qui nous est *ennemi*, et que s'il nous devient favorable, c'est qu'alors notre force de résistance en réduit facilement l'action et la rend bénigne. Telle est la loi générale. Dans l'application de cette loi, il est nécessaire, on le comprend, que, pour contribuer au maintien de notre vie, l'ennemi dont nous vivons soit en rapport avec nos besoins du moment et vienne à propos les satisfaire.

III.

Cela posé et cette proposition étant admise d'ailleurs que le vivant est *en santé* lorsque sa force est énergique et domine par son activité celle des causes qui, en elles-mêmes, tendent à le détruire, — et qu'il est en *maladie*, quand cette force est, dans son activité présente, dépassée par celle des causes auxquelles il se trouve soumis, — voyons maintenant s'il est possible de déterminer quels sont les éléments propres à satisfaire les besoins du vivant en santé, c'est-à-dire les éléments au moyen desquels il peut se maintenir en cet état, et quels sont ceux qui répondent à ses besoins, s'il est malade , pour le replacer en des conditions normales.

Parmi les éléments divers qui sont des matériaux de conservation et de bien-être, les uns quand on est bien portant, les autres quand on ne l'est pas, l'aliment est surtout propre au vivant en santé. Toutefois, celui-ci ne doit en user que selon la mesure exacte de ses besoins, s'il ne veut y trouver une cause de souffrance et de destruction. Au vivant malade il ne faut, d'ordinaire, point d'aliment : ses organes, son goût en repoussent l'usage, ou, s'il en use, ce n'est qu'avec aggravation de ses maux et détriment pour sa vie. Voici le fait habituel, lequel fait est constant dans les maladies aiguës graves. De plus, l'aliment dont nous éprouvons le besoin quand nous sommes bien portants, profite à notre santé et suffit à la maintenir. Mais il est loin d'en être de même pour le malade, lors même qu'il peut user d'aliments : ceux-ci ne sont point par eux-mêmes la chose qui opère, qui refait chez lui la santé (1), excepté quelquefois si la maladie dont il souffre a été causée ou accrue par une privation d'aliment trop excessive ou par une grande déperdition de substance ; et souvent même , dans ces cas, l'alimentation ne peut suffire à reproduire la santé ; il faut autre chose. Donc ce qui est le plus spécialement propre au vivant en santé, pour l'y conserver, *l'aliment* ne l'est pas également au

---

(1) Combien de gens gardent toute leur vie des ulcères aux jambes ou ailleurs, faisant très bien leurs trois repas chaque jour !....

malade pour le reconstituer dans cet état qu'il a perdu. Quelle est donc la chose propre au malade, en tant que malade ? c'est évidemment ce qui pourra faire cesser sa maladie, y remédier : ce sont les *remèdes*.

IV.

Qu'est-ce qu'un *remède* ? Un remède est l'agent ou le moyen qui opère sur le malade ce que l'aliment opère sur celui qui est en santé, c'est-à-dire le *bien-être*.

Quel est, pour cela, le mode d'agir de l'un et de l'autre ?.... Des deux parts, il y a, suivant l'idée émise par le docteur Gastier (de Thoissey), dans un ouvrage qu'il n'a pas encore publié, il y a *satisfaction d'un besoin* que le vivant éprouve: ici c'est le besoin d'*aliment*, là c'est le besoin de *remède*. Seulement le besoin d'aliment diffère du besoin de remède, en ce que l'aliment a deux effets à réaliser : l'un sur la force du vivant pour la porter au bien-être, l'autre sur la substance matérielle pour la renouveler ; tandis que le remède n'a d'autre effet à accomplir que celui de porter au bien-être la force de vie.

Ce qui prouve bien que l'aliment agit et sur notre force pour la modifier et sur notre substance pour la

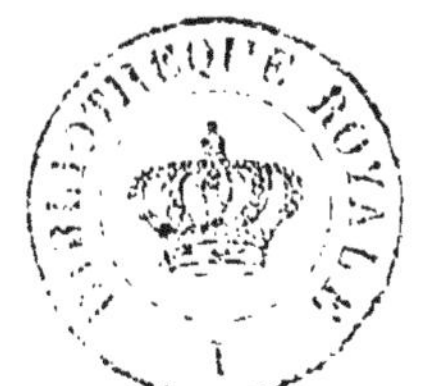

réparer, c'est que chez la plupart des malades la substance s'appauvrit, parce qu'ils n'ont pas la *force* de supporter l'usage des aliments.

Et ce qui prouve que les remèdes proprement dits n'ont à restaurer que notre force de vie et point la substance matérielle, c'est que, autant de temps le vivant malade ne prend que des remèdes, autant de temps l'amaigrissement ne cesse pas de croître ; il ne commence à diminuer que du moment où le bon effet de ceux-ci a redonné aux organes la *force* de supporter l'alimentation.

Quand je considère l'aliment comme portant notre force au bien-être, je suppose évidemment que là où se trouve le besoin d'aliment, le bien-être manque : et, en effet, il n'y a pas bien-être, si l'on a faim ou soif. Pour ce qui est du remède, on voit sans peine que tout besoin de remède annonce que le bien-être n'existe pas chez le vivant.

Comment opèrent l'aliment et le remède, chacun suivant le besoin qui le sollicite, pour porter au bien-être notre force de vie ?....

Ils deviennent pour cette force des objets d'activité. Avoir besoin d'aliment, c'est avoir besoin d'agir dans tel sens ; avoir besoin de remède, c'est avoir besoin d'agir dans tel autre. Or, comme pour agir, il faut avoir un objet auquel s'applique l'activité de la force agissante, là c'est l'aliment qui est cet objet, ici c'est le remède. Et puisque, nous l'avons dit en définissant la vie, vivre c'est agir et rien autre, il faut de toute nécessité, pour vivre, un objet d'activité en rapport avec les besoins actuels du sujet..... Un objet d'activité de la force de vie est un objet qui fait agir cette force, qui la stimule à l'action ; cela est clair. Donc c'est en stimulant notre force à l'action, en l'excitant, que de tels objets nous font vivre. Et, du moment que ces objets nous sont de toute rigueur nécessaires et que nous éprouvons des besoins qui les réclament, il en résulte que ces besoins doivent être suffisamment indicateurs de leurs objets pour les faire reconnaître. Cela est, en fait, incontestable pour l'aliment ; voyons ce qu'il en est pour le remède.

V.

Mais avant de passer outre, il est important de montrer que dans le vivant la force de vie se présente évidemment à deux états très distincts : à l'état d'activité ; c'est la part évidente, la part active de cette force, ou *force active*, force agissante....; — à l'état de repos ou de disponibilité, de réserve ; c'est la part cachée, sommeillante, disponible, ou *force disponible*.... Voyez, en effet, cet homme accablé par une longue marche : il continue péniblement sa route, et tout dans ses mouvements annonce une grande fatigue. Qu'un violent orage le surprenne en chemin, et sa lassitude disparaît pour faire place à une agilité nouvelle ; il marche d'un pas facile et dispos, comme s'il avait retrouvé toute la force qu'il avait perdue..... Voyez cet avare : il est timide, craintif, lâche, rampant. Qu'on essaie de lui arracher son trésor, et, pour le défendre, il devient un athlète courageux, hardi, invincible..... Souvenez-vous de ce paralytique cité quelque part, lequel, abandonné ou oublié par les siens au milieu d'un incendie, retrouve pour se sauver l'usage de ses membres et reste guéri.....

D'où vient tout cela, sinon de ce que nous avons une somme de force active pour notre usage habituel, pour nos besoins, de tous les instants, et une somme de force en réserve, de force disponible pour les besoins imprévus, pour les grandes occasions... Ici peut arriver à propos le fait cité par M. Gastier, dans son Essai sur la nature des maladies, et reproduit par M. Courbis dans sa thèse pour le doctorat, — « d'une femme qui, dit M. Gastier, était d'une constitution débile et jouissait d'une santé peu constante : son enfant tombe malade ; le danger où elle le voit la rend insensible à ses propres maux ; elle néglige tous les soins qu'elle avait coutume de prendre de sa santé, pour ne songer qu'à en prodiguer à son enfant ; elle s'oublie enfin pour ne songer qu'à lui. Les sollicitudes de son cœur ne lui permettent pas même de jouir du repos de la nuit : il eût été mal veillé par un autre que par elle ; et un mois se passe sans que cette tendre mère, toujours agitée par la crainte de perdre l'objet de son affection, goûte un instant de calme. On croira que sa santé éprouva de grands désordres pendant cet espace de temps ; point du tout : elle semblait n'avoir jamais joui d'une aussi bonne santé, tant le sentiment qui l'occupait avait exalté sa force. Enfin, son enfant est hors de danger.... Dès lors, délivrée de ses inquiétudes, ses esprits reviennent à l'état calme ; et cet instant auquel elle renvoyait pour prendre d'elle les soins accoutumés et nécessaires à sa santé fut le dernier de sa vie. Comment pouvait-elle exister, alorsque toutes les puissances d'où émane la vie, avaient été épuisées?... »

Ce dernier mot du docteur Gastier est assez concluant : cette femme avait, en effet, épuisé à fond sa force de vie... Mais où donc tant de ressources d'activité et de vigueur inconnues avaient-elles pris naissance chez une femme qui, d'ordinaire, trouvait à son service, pour les besoins de tous les jours, si peu de force active? On ne peut douter qu'un dépôt caché et plein de richesse n'ait fourni à cette dépense considérable de force agissante, et que toute la somme de force qui s'y tenait en réserve ne se soit rapidement épuisée en passant trop vivement et avec excès à l'état d'évidence et d'activité.

Ainsi, la distribution de la force de vie en force disponible et en force active est prouvée. Nous avons dit, d'autre part, que la vie est action ; que de l'instant où toute action cesse, la vie s'éteint. En conséquence, ce qui nous fait vivre le fait en *tenant* ou en *faisant* passer à l'état d'activité une quantité de force suffisante : l'aliment dont nous usons en santé maintient la force active à son degré normal ; le remède, quand nous sommes malades, excite à devenir active une somme de force en repos, laquelle, en ce nouvel état, résiste aux désordres morbides, les fait cesser et ramène le *bien-être*.

VI.

Mais comment reconnaître le remède qui, dans tel cas, doit produire un effet de ce genre?.. Nous l'avons énoncé : tout comme le besoin d'aliment est indicateur de l'objet qui peut le satisfaire, le besoin de remède doit être pareillement indicateur de son objet, c'est-à-dire du remède qu'il sollicite.

Toutefois, le remède n'ayant à porter son action que sur la force du vivant, pendant que l'aliment, en outre de ce mode d'agir, possède encore celui de venir, au sein de l'économie vivante, y subir, de la part des organes, l'acte d'assimilation matérielle, — il suit de là que l'aliment est plus indispensable au vivant en santé que le remède ne l'est au vivant malade, de toute l'importance qui se rattache à la nutrition ; en sorte qu'il y a moins de dommage pour l'un à être privé du remède dont il sent le besoin que pour l'autre à ne pouvoir user de l'aliment que son appétit réclame. Aussi la nature a-t-elle été ingénieuse à faire que les instincts de tout être vivant suffisent presque à lui indiquer l'aliment, tandis qu'il en est bien autrement du remède : nos instincts, à cet égard, ne nous disent rien ou presque rien.

Mais alors, que faire pour trouver les remèdes à tant de maladies qui peuvent nous atteindre ?....

D'abord, il faut déterminer *ce qui*, dans un besoin, n'importe lequel, dont l'objet est bien connu, se montre comme étant évidemment indicateur de cet objet. De là on pourra, par induction, conclure à ce qui doit être indicateur du remède, dans une maladie ou besoin morbide donné. Puis il sera aisé de vérifier si les faits confirment cette induction.

Que si j'étudie la sensation de la faim, je découvre que la chose à laquelle on reconnaît l'aliment qui peut la calmer, c'est si la vue de cet aliment, et surtout le commencement d'en user, stimulent, excitent l'appétit..., si, au début, le besoin semble croître par le plaisir même de le satisfaire, ou encore si d'user de cet aliment, même sans éprouver de la faim, en fait naître comme l'appétit. Voici pour l'objet matériel qui *directement* fait cesser, supprime la faim. — En outre, on reconnaît que cette sensation, en tant que sensation pure, peut bien souvent cesser par des *moyens indirects* que l'expérience indique : qui ne sait que, pour être restée trop longtemps sans être satisfaite, la faim s'en va, comme on dit ? bien des gens, passé l'heure du repas, n'ont plus faim, si, par circonstance, ils n'ont pas mangé à cette heure habituelle !....

Une simple impression de joie ou de peine, une frayeur, une nouvelle imprévue, un danger, une émotion quelle qu'elle soit, une secousse violente, une chute, etc., etc., peuvent arrêter brusquement une faim même très vive.

Combien de fois un verre d'eau bien chaude, une tasse de café, de thé, un peu d'eau-de-vie ou d'autre liqueur forte, pris à jeun, a pu dissiper la faim pour quelque temps !....

On dira que la faim calmée par ces moyens indirects ne tarde pas à revenir. Cela est vrai, et je ne prétends pas que de tels moyens soient bien ce qu'il faut pour la satisfaire ; mais fût-elle calmée ou satisfaite par des moyens directs, en revient-elle moins pour cela ? Il est de l'essence d'un tel besoin, à cause des matériaux de nutrition que les corps vivants exigent, de se renouveler souvent.

Ce que nous devons induire de là, relativement au *remède*, c'est que :

1° Tout moyen ou remède *direct* doit, à la première impression qu'il fait sur le malade, comme exciter, accroître le besoin qu'il vient satisfaire, tout en éveillant au sein du vivant une sensation intime de mieux-être ; — ou bien exciter, éveiller, chez celui qui en use, *sans aucun besoin*, des phénomènes qui semblent indiquer *ce besoin* ; en d'autres termes, susciter un état maladif ou besoin morbide ayant la même physionomie, le même caractère que celui qu'il peut éteindre ;

2° Les moyens ou remèdes indirects désignés par l'expérience sont ici, comme pour la faim :

D'abord, la *durée* du mal : toute maladie arrivée à son summum, sans briser la vie, peut se calmer d'elle-même insensiblement. Les maladies s'usent par le temps, est un dicton vulgaire.

Ensuite on voit fréquemment des maladies arrêtées et comme supprimées instantanément par des émotions morales vives, par des secousses, des accidents, etc... Je connais une personne qui a été guérie de douleurs céphaliques atroces et presque constantes, pour s'être involontairement donné un coup violent de la tête contre un meuble.

Ou encore, on attaque, avec plus ou moins d'avantage, les maladies par cet ensemble de moyens médicaux dont l'école de Montpellier prétend déterminer, fixer rationnellement l'emploi par ses méthodes de traitement, qu'elle appelle méthodes *naturelle, analytique, empyrique;* moyens qui se résument en des saignées, des épispastiques de tous genres, des évacuants, des topiques calmants, émollients, etc..., des boissons délayantes, antiphlogistiques, etc..., des toniques, des excitants, des altérants; des fébrifuges, des stupéfiants, etc...

Qu'on n'aille pas vouloir nous persuader que de tels

moyens sont *directs*, spéciaux : la manière dont on les emploie, prouve trop le contraire : ce sont des instruments qui servent à tout, faute de mieux, faute de l'instrument *directement* convenable pour chaque objet en particulier.

La thérapeutique par les moyens indirects a pris le nom d'*allopathie* ; c'est la thérapeutique ordinaire, commune, ou, comme on dit, la médecine de l'ancienne école.

VII.

Je ne m'arrêterai pas à discuter si les moyens indirects sont quelquefois utiles dans les maladies; seulement je dirai que, pour moi, il est incontestable qu'ils peuvent être salutaires, et qu'ils le sont fréquemment, plus ou moins, toutefois, suivant l'habileté de la main qui les applique.

Mais, disons-le en passant, il est une chose sur laquelle on est généralement très peu fixé, relativement aux effets d'une *médication indirecte* ; ce sont les désordres que certains moyens indirects violents, et presque tous le sont, amènent dans les constitutions très altérées, frêles, peu résistantes ; ce sont les faits de maladies devenues mortelles, moins par elles-mêmes que par les moyens employés pour les combattre.

Je passe à l'examen des moyens ou remèdes directs, tels que nous les avons définis, touchant leur puissance curative. D'abord ces moyens sont-ils connus?... S'ils le sont, quelle est leur puissance réelle?...

J'ai dit que le remède direct est le moyen qui, si l'on en fait usage sans besoin, peut susciter des phénomènes artificiels comme d'un état ou besoin maladif, ayant la même physionomie, le même caractère que celui qu'il peut éteindre, et j'ai dit cela par analogie avec l'aliment qu'on reconnaît être un moyen direct d'apaiser la faim à ceci qu'il peut souvent l'exciter, quand elle n'existe pas.

De là j'infère que les remèdes directs sont connus, puisque les remèdes dits *homœopathiques* ont été *tous* étudiés à ce point de vue.

Reste à savoir quels sont leurs succès dans les maladies... Mais ces succès ne sont plus un objet de doute pour quiconque examine et juge sans passion les faits nombreux et brillants que cette médication a produits.

VIII.

J'arrive à la constatation de la loi qui préside aux faits de guérison par les moyens dits *allopathiques* et de celle qui préside aux faits de même genre produits par les moyens *homœopathiques*. Y a-t-il deux lois, ou n'y en a-t-il qu'une seule, pour ces deux ordres de faits?

J'ai dit, en commençant ce travail, qu'il n'y avait qu'une seule loi ; je vais le prouver. :

Un remède, nous l'avons démontré, ne fait cesser une maladie qu'en stimulant notre puissance vitale, de manière à mettre en évidence et en activité une quantité de la force en repos, suffisante pour dissiper les désordres morbides et rétablir le bien-être.

Comment fait-il cela ?

Il est facile de déduire, des considérations par lesquelles j'ai établi que toutes les causes qui agissent sur le vivant sont de nature destructive, qu'un remède, pour développer l'activité de la force cachée, attaque cette force. Celle-ci, troublée dans son repos, se réveille et devient active pour résister à l'attaque. Or, une maladie est un état d'impuissance accidentelle par manque actuel d'activité assez vive, assez énergique dans la force de vie, un besoin actuel d'agir avec une vigueur inusitée. Le réveil de la force endormie et son passage rapide à l'activité, change l'état des choses : les ressources *actives* de la force totale sont accrues ; elle peut fonctionner hardiment et sortir de son impuissance accidentelle. Elle le fait, et la maladie que cette impuissance, que ce besoin d'agir vivement constituait, s'évanouit....

Dire d'une maladie qu'elle est un état d'impuissance par manque d'activité, ce n'est pas dire qu'il y ait manque de mobilité, manque d'une *certaine* activité *déréglée*, *tumultueuse*, mais bien manque d'activité *solide*, *stable*, *efficace*. C'est ce mode actif que le remède a pour objet de susciter à la place de l'autre.

Tout remède est donc une puissance *aggressive* de notre force cachée, laquelle, en attaquant cette force, l'oblige à se défendre, et, par suite, à devenir active, autant qu'il le faut, pour relever efficacement l'activité opprimée de la force totale. Telle est la loi thérapeutique, loi qui peut expliquer tous les faits de guérisons, à quelque classe de moyens, *directs* ou *indirects*, qu'ils appartiennent (1).

§ I.

En effet, si nous nous pénétrons bien de cette idée, que toute maladie est un défaut d'activité efficace de la force de vie, et conséquemment un besoin d'activité supplémentaire, nous verrons pour les moyens indirects ou allopathiques :

---

(1) L'éloignement des causes qui peuvent aggraver ou entretenir la maladie, est, cela va sans dire, une condition indispensable de tout traitement médical. Il n'appartient donc pas mieux à l'un qu'à l'autre genre de médication ; et je m'abstiens de le classer ici ou là, pour éviter la confusion.

Cependant je dirai que, si réellement ce moyen ou cette condition urgente du traitement, est pour quelque chose, ce qui n'est pas douteux, dans la guérison, c'est parce que son action est soumise à notre loi thérapeutique ; car évidemment toute cause qui peut aggraver ou entretenir une maladie, est aggressive de la vie. Si cette cause est à effet continu, l'aggression, étant trop forte, opprime la force du vivant, et devient de plus en plus nuisible. Si, au contraire, l'on écarte cette cause ou l'on en supprime la continuité d'action, alors le sujet reste sous l'influence de la dernière atteinte qu'il en a reçue ; et, supposé que là se borne toute la médication et que la guérison ait lieu, où trouver ailleurs que dans cette atteinte la puissance qni a mis en activité assez de force pour dissiper la maladie ?....

1° Que les guérisons purement naturelles , celles où la nature fait tout et le fait seule, sont dues à l'atteinte portée au sein de la force cachée par le besoin morbide livré à lui-même , non satisfait : car avoir un besoin et rien pour le satisfaire, c'est assurément souffrir; or , souffrir qu'est-ce, sinon subir une atteinte dans sa vie? et comme la guérison est consécutive à cette atteinte; que, d'ailleurs, elle ne peut avoir lieu sans un accroissement d'activité ; qu'aucune cause étrangère n'est là pour susciter le développement de cette activité nécessaire ; que cependant ce développement a lieu, — on ne saurait, cela est clair, trouver ailleurs que dans une telle atteinte due au manque de satisfaction du besoin morbide, la cause génératrice de la guérison naturelle ;

2° Que, dans les guérisons déterminées par les émissions sanguines, artificielles, l'atteinte dirigée contre la force de vie étant incontestable, s'il est démontré que toute maladie est un état de faiblesse accidentelle de la force active du vivant, une attaque aussi violente faite à la vie que l'est une soustraction du fluide sanguin, ne peut être réellement un bénéfice que pour mettre en péril la force sommeillante, la stimuler par l'émotion que le péril provoque, et la porter ainsi à se poser en puissance active et réparatrice des désordres morbides ;

3° Que l'effet curatif des remèdes qu'on *veut* appeler *toniques* est également dû à une atteinte que ces moyens portent à la vie. La preuve en est dans leur peu de fidélité à réaliser l'action fortifiante qu'on se croit en droit de leur

demander. Il me souvient que **M.** le professeur d'accouchement de Lyon citait un jour, dans l'une de ses leçons
à l'école de médecine, le cas d'une accouchée qui, étant
tombée rapidement dans une prostration de force considérable, fut soumise à une médication tonique puissante.
Les forces parurent d'abord se relever; mais au bout de
quelques jours, lorsque tous les accidents qui pouvaient
faire craindre une hémorrhagie utérine semblaient
dissipés, la malade est emportée subitement par une
perte de sang foudroyante. M. le professeur avouait ne
pas comprendre un tel évènement, après un emploi aussi
vigoureux des toniques, cet emploi ayant paru assez efficace pour qu'on pût se tenir très rassuré sur l'état de la
malade. Pour moi, je fus loin de partager son étonne-
ment. Il me sembla qu'il devait en être des remèdes, quels
qu'ils soient, comme des aliments : *quand on en prend plus
qu'il ne faut, ils ne relèvent pas les forces ; ils les ôtent.*
Telle est aussi la manière de voir du docteur Gastier :
« Considérez, dit-il en parlant des toniques, l'action de
tels moyens comme *destructive*, et vous serez naturellement conduit à attribuer l'action *tonique*, dans tel cas,
a ce que, la cause *destructive* étant moindre, les forces
peuvent efficacement lutter contre elle ; et l'action *débi-
litante*, dans tel autre, à ce que la cause *destructive*
étant accrue, ses effets deviennent plus manifestes sur
le vivant, qui ne trouve plus alors dans ses puissances
de conservation assez d'énergie pour les combattre
avec avantage. » Cette explication est assez lumineuse

pour qu'on n'ait rien à y ajouter. Ce qu'il faut induire de là, c'est, 1° qu'il n'y a point de remèdes essentiellement toniques; 2° que les bons effets de ces moyens sagement administrés dans quelques maladies, procèdent de cela qu'ils portent, en les attaquant, comme le font les autres moyens curatifs que nous venons d'étudier, à devenir évidentes et actives, nos forces cachées, lesquelles, en cet état nouveau, réhabilitent l'économie;

4° Que les remèdes dits sédatifs, calmants (c'est encore là un nom de pure convention), ne guérissent qu'en dirigeant, de même, une atteinte *stimulante* sur la force du vivant, pour en accroître l'activité. Et, en effet, quels sont les cas où les moyens sédatifs paraissent indiqués? Ce sont ceux où la douleur est intense... Or, qu'est-ce donc qu'annonce une grande douleur, si ce n'est l'état d'oppression, le cri de détresse de la force de vie? mais là où existe l'oppression, la détresse, il y a manque de force assez active, assez efficace pour en sortir. Donc, l'effet des moyens qui peuvent amener la disparition de cet état de détresse, doit aller attaquer, secouer dans son asile mystérieux, la force cachée, et l'obliger à se mettre à l'œuvre...

5° Que l'action des rubéfiants, des vésicants, des caustiques, etc..., est essentiellement la même que celle de tous les autres moyens : elle fait sortir les forces de leur inactivité par les atteintes vives qu'elle leur porte, et ramène ainsi l'activité vitale à un degré de résistance convenable. On ne peut nier cela : la moutarde est assurément une puissance énergique de stimulation; il en est de même des vésicatoires, des cautères, des sétons, etc... On nous dira que ces moyens agissent comme *dérivatifs, attractifs, révulsifs, perturbateurs?*... Eh bien! soit; mais qu'est-ce qu'un dérivatif? c'est, me direz-vous, un moyen qui appelle sur un point de l'organisme ou les forces ou les humeurs. J'admettrai, à votre gré, l'un comme l'autre... Ce moyen appelle-t-il les forces, — c'est qu'il leur fait sentir son action et les oblige d'y répondre; donc il les attaque et, par suite, il les fait entrer dans une activité plus énergique et plus efficace, puisque fréquemment la guérison du malade en est la conséquence... Appelle-t-il les humeurs, — évidemment un tel afflux ne peut avoir lieu sans que, en même temps, un mouvement des forces se fasse vers ce point. Les forces ont donc été émues; elles ont subi une atteinte, et, par là, une activité plus grande de celles-ci a été éveillée dans l'économie. Je puis en dire autant des mêmes moyens considérés comme attractifs, révulsifs, et à plus forte raison comme perturbateurs; cela est clair.

Je borne là mon examen des remèdes indirects, parce qu'il est facile, d'après le court exposé démonstratif que je viens de présenter, de voir que tous les genres de médication indirecte peuvent être ramenés à notre loi thérapeutique.

On objectera que si tous les remèdes indirects agissent d'après la même loi, il n'y a pas de choix à en faire : on peut employer indifféremment un de ces moyens, quel qu'il soit, l'effet en sera toujours le même?... Cela n'est pas : tout remède, ou moyen thérapeutique est certainement aggressif de nos forces ; mais il en est aggressif à sa manière : une saignée attaque les forces autrement qu'un vésicatoire ou que les moyens appelés toniques, sédatifs, qu'un vomitif, un purgatif, etc.... Voici pour les différences générales qui séparent les remèdes indirects et en varient les indications.

Il me semble opportun de dire un mot des moyens *chirurgicaux*, dont, il est vrai, l'emploi pourrait être de beaucoup moins fréquent, et ce serait tout bénéfice pour les malades, mais qui n'en sont pas moins, en beaucoup d'occasions, d'un utilité incontestable et que rien ne peut remplacer.

Ces moyens se présentent à nous sous deux aspects très distincts : 1° comme des expédients pour faire disparaître la cause d'aggravation ou d'entretien de la maladie : ainsi là où, par suite de nécrose, il existe un fragment d'os très considérable dont il est de toute nécessité que le sujet, pour guérir, soit promptement débarrassé, il est aisé de se rendre compte que ce fragment doit agir comme corps étranger, et d'effet qu'il a été d'une maladie grave, devenir une cause qui aide à entretenir celle-ci et en augmente les périls ; 2° et comme des moyens indirects extrèmement énergiques, dont l'action *manifeste* est de secouer, d'ébranler l'économie... Sous ce double rapport, il est clair que les moyens chirurgicaux rentrent sous l'empire de notre loi thérapeutique.

J'en dirai autant de l'*hydrothérapie*. Cette médication est pour moi en tout comparable aux moyens chirur-

gicaux. Et d'abord, c'est bien certainement une médication à secousses violentes. Ensuite, je ne mets pas de
doute à ce qu'un tel lavage du corps vivant ne débarrasse
celui-ci de matières devenues corps étrangers, *incrassants,*
comme diraient les anciens, et gênant, par conséquent,
le jeu des organes.

§ 2.

Si maintenant nous passons à l'étude de l'action essen-
tielle des moyens thérapeutiques directs ou *homœopathiques.,* nous verrons, toujours en partant de cette idée
que le fond de toute maladie c'est que les forces pèchent
par manque d'activité et par besoin d'en acquérir, nous
verrons, dis-je, que c'est encore ici la même loi thérapeutique.

Nous savons qu'on reconnaît un moyen thérapeutique
direct ou homœopatique à cela que, tout comme l'aliment, il peut provoquer dans l'économie vivante tous
les signes apparents d'un besoin semblable à celui
qu'il peut satisfaire....

Or, que fait l'aliment pour apaiser la faim ou la
soif, en tant que sensations pures?

Il flatte ces sensations, les caresse, les encourage,
les anime; en d'autres termes, il est appétissant, c'est-
à-dire qu'en excitant dans les organes l'appétence de
lui-même, il les dispose à le recevoir et à exercer sur

lui leur activité. Cela est tellement vrai, que fréquemment on voit des personnes qui, ayant trop obéi à l'appétence, au besoin artificiel, factice que les aliments provoquent dans elles, sont fatiguées par ceux-ci..... Remarquez bien cela : ces personnes sont fatiguées pour avoir usé trop abondamment d'aliments appétés par elles. — Pourquoi en est-il ainsi? Il n'y a pas à en douter, c'est parce que l'action de l'aliment est essentiellement aggressive de la force de vie. Si l'atteinte est telle que l'activité vitale puisse facilement la surmonter, il y a satisfaction et bien-être pour le vivant; car il se sent agir, et suivant le besoin spécial qu'il en avait, et avec puissance. Si, au contraire, cette atteinte est trop considérable pour être aisément dominée par la résistance active, alors il y a de la part du vivant effort et souffrance.

Ce que je viens de dire touchant l'action de l'aliment est pareillement applicable à celle des moyens thérapeutiques directs ou homœopathiques. Car de tels moyens sont les objets réels des besoins morbides, ceux qui vraiment y répondent et peuvent les satisfaire. — Satisfaire un besoin, c'est bien assurément le flatter, le caresser. Tout besoin est, en effet, un *goût* particulier plus ou moins prononcé qu'on éprouve pour quelque chose; or, l'usage qu'on fait de cet objet plaît au goût, donc il le flatte. Flatter le goût, c'est l'animer, l'aviver; donc il l'anime et le rend plus vif jusqu'à ce qu'il y ait satiété d'une telle sensation; donc aussi il flatte et anime le besoin duquel ce goût est l'expression et la forme. — Animer un besoin, c'est attaquer la force du vivant; car tout besoin, considéré *en soi* et indépendamment des moyens de le satisfaire, est un état de souffrance, et alors animer, aviver un besoin, c'est animer ce qui fait souffrir; donc c'est attaquer la force de vie, c'est lui porter atteinte. Attaquer cette force, c'est la solliciter à se défendre, à repousser l'atteinte reçue par une résistance active. Mais cette résistance active ne peut être fournie par la force *agissante*, puisque toute maladie ou besoin morbide est un état d'impuissance de cette force par défaut d'activité solide et efficace. Donc l'atteinte que l'objet de satisfaction du besoin maladif porte à la vie doit émouvoir la force *sommeillante* et l'obliger à l'action. Que si l'atteinte est modérée, la résistance à lui opposer sera facile, et le vivant sentira que sa force agit avec avantage et lui procure le bien-être. Si, au contraire, cette atteinte est excessive, la résistance pourra devenir très pénible ou même impossible, et l'on verra le malade tomber dans un état pire ou succomber.

Il est donc vrai que les moyens thérapeutiques directs ou homœopathiques, aussi bien que les moyens indirects ou allopathiques, sont des puissances aggressives de notre force cachée; en sorte que leur action est soumise à la loi thérapeutique admise par nous. Donc il n'y a qu'*une seule loi thérapeutique*.

IX.

Ce n'est pas le tout que d'avoir établi l'unité de la loi thérapeutique, et prouvé qu'il n'y a qu'une *seule médecine* et deux ordres de moyens : directs ou *homœopathiques*, indirects ou *allopathiques*. Il nous faut actuellement examiner s'il est indifférent d'employer l'un ou l'autre genre de médication, ou si l'un des deux a l'avantage sur l'autre.

J'ai dit des moyens thérapeutiques directs qu'ils étaient, comme l'aliment pour le besoin qui le réclame, les objets réels des besoins morbides. Et comme il n'y a que *l'objet réel* d'un besoin qui puisse vraiment le satisfaire, il est clair que tout au plus, si les moyens thérapeutiques indirects peuvent distraire le vivant des besoins maladifs qu'on attaque par eux, les lui faire oublier, — les moyens thérapeutiques directs donnent seuls satisfaction à ces besoins ; seuls ils entrent dans les goûts mystérieux du malade, que les autres moyens ne peuvent que troubler....

Dès lors, l'avantage est incontestablement en faveur des moyens directs. Bien plus, ces moyens ne présentent aucun danger, parce qu'on peut, à volonté, en mesurer l'emploi, tandis que, pour atteindre le but qu'on se propose par les moyens indirects, il faut toujours frapper l'économie à grands coups, puisqu'il s'agit de la détourner, de la distraire, de l'étourdir. Et si le sujet est peu résistant, de tels moyens pourront quelquefois substituer un mal plus grave à celui qu'ils attaquent, ou bien si la maladie est tenace, ils ne sauraient qu'y ajouter, en usant, par des secousses infructueuses, des forces qu'il eût été bon de ménager.

§ 1.

Je reprends, à ce sujet, ce que j'ai dit plus haut, qu'un petit verre d'eau-de-vie ou d'autre liqueur forte donné à quelqu'un ayant faim peut, dans bien des cas, produire sur l'estomac une modification assez énergique pour effacer, quelque temps, la sensation d'un tel besoin. Cela est bien pour les estomacs robustement trempés; mais donnez seulement quelques gouttes d'eau-de-vie à une femme frêle, délicate, dont l'estomac est sensible aux moindres impressions, et vous pourrez déterminer chez elle une gastrite grave. Et, si la faim ou la soif sont considérables; si le sujet est ou affamé ou altéré à n'en pouvoir plus, en vain stimulerez-vous son estomac par des excitants énergiques, la sensation du besoin restera dans toute son intensité, et la perte de force, qu'une stimulation puissante aura produite

inutilement, rendra cette sensation d'autant plus intolérable, parce que le sujet, étant plus affaibli, peut moins
supporter, et qu'un fardeau nous est plus lourd, si
une secousse imprévue et violente nous arrive en étant
chargés.

Essayez de distraire un homme léger, inconstant, de
la personne qu'il aime, par quelques plaisirs bruyants,
il l'aura bien vite oubliée. Faites la même tentative
sur un homme à sentiments énergiques, profonds et
vivaces, il s'éloignera de la personne aimée comme par
un déchirement, et rien ne pourra l'en distraire.... A
la pensée qui l'occupe viendra s'ajouter la douleur incessante de la séparation.

Un buveur de profession acquiert un rhume. Il prend
un vin chaud copieux ou un grand punch, se donne un
accès de fièvre, transpire et est guéri... Qu'une personne
faible, irritable suive cet exemple, et si le rhume avorte,
une fièvre gastrique pourra en prendre la place; ou,
si le rhume est tenace, il augmentera certainement.

Quelqu'un a un embarras gastrique récent. Un vomitif
pourra souvent suffire, en troublant l'état de l'organe
par un ébranlement énergique, à faire cesser la maladie;
mais que ce résultat n'ait pas lieu, alors il y a pour
le malade tout le mal de plus qu'amène une perte
considérable et inutile de force, et par suite moins
de résistance au mal primitif; il y a *aggravation*. Et
fréquemment, s'il ne succombe pas à une maladie gastrique qui de bénigne est devenue grave, de simple est

devenue compliquée, il la verra passer à l'état chronique, et nous l'entendrons nous parler, avec tant d'autres, de ce qu'il appelle *sa gastrite*, comme il parlerait de son domaine ou de son commerce.... Il n'est pas douteux que la plupart des affections chroniques de l'estomac et de l'intestin ont leurs causes dans les atteintes violentes et inopportunes que cet organe a subies de la part des *vomitifs* et des *purgatifs*, etc.

Voici une fièvre inflammatoire qui paraît franche; de plus, le sujet est sanguin. Une saignée, dans ce cas, semble indiquée ou jamais. Employée, elle pourra bien souvent produire une secousse favorable et juguler, comme on dit, la maladie. Mais combien de fois, malgré une, deux, trois, que dirai-je? dix saignées, la maladie persistera et ira toujours croissant. En ce cas, qu'aurez-vous fait avec vos saignées? Vous aurez fatalement bouleversé et anéanti toutes les forces du malade; il ne lui restera qu'à succomber sous le faix d'un mal que la destruction de toutes les ressources de résistance aura rendu vainqueur.

Il est des médecins qui prétendent faire avorter les pleuropneumonies, à leur début, par l'application de larges vésicatoires sur les côtés du thorax. Ce moyen violent produit quelquefois dans l'économie une perturbation qui éveille assez de force active pour supprimer hâtivement l'état morbide ; mais, quand ce résultat manque, on comprend que la fièvre doit, comme il arrive, devenir terrible, et le mal des plus graves ou mortel.

Cela peut suffire pour montrer victorieusement que les moyens *allopathiques* sont dangereux , parfois même mortels, quand il arrive qu'ils ne sont pas curatifs.

§ 2.

Il en est autrement des moyens *homœopathiques*, et la raison en est toute simple : c'est que par ces moyens, à cause que leur effet est ou doit être direct, on ne prétend jamais à secouer l'économie, à l'étonner, mais à la *satisfaire*. Or, nous l'avons dit, tout objet de satisfaction peut être donné avec autant de réserve qu'on le veut, sauf, s'il est nécessaire, à y revenir souvent jusqu'à satisfaction complète ; et, comme tout *ce qui plaît* est tout de suite senti et procure promptement un commencement de bien-être, si le moyen choisi, bien qu'indiqué par l'*état sensible* du malade, ne produit pas un tel effet , alors on est sûr de n'avoir rien perdu, du côté des forces, par l'emploi de ce moyen, attendu qu'ici il ne s'agit pas d'une saignée, d'un vomitif, d'un purgatif, etc., qui ébranlent l'économie et demandent une dépense d'activité considérable ! Et la modération avec laquelle on sait pouvoir user des moyens directs, à cause de la certitude où l'on est que, même sous la forme la plus atténuée, ils seront sentis, comme l'est tout ce qui satisfait, qui flatte ; cette modération fait que la stimulation légère, en apparence inutile, opérée

sur les forces par un moyen qui semble n'avoir rien
changé à la maladie est, faute de mieux, un vrai bénéfice. Car bien que faible, cette stimulation n'en est pas
moins réelle ; toute puissance, en effet, qui agit sur
la vie, si petite soit-elle, ne peut passer entièrement
inaperçue. De plus, cette stimulation a lieu sans ébranlement, sans secousse, à cause même de son peu d'intensité. Par conséquent, l'effet qu'elle produit sur les forces
est tout au moins une impression générale, qui, sans
mettre celles-ci en danger, contribue *doucement* à les
tenir assez en éveil, pour empêcher, par elles, l'aggravation de la maladie. Ou bien encore il peut souvent en être
de ce moyen comme de l'entremets qui, dans un repas,
n'apaise pas l'appétit, mais le prépare pour le mets
suivant : tout médecin homœopathiste sait cela très bien :
il est des remèdes qui, étant indiqués avec d'autres,
n'ont, dans certains cas, qu'une action préparatrice, mais
importante, et sans laquelle on obtiendra peu ou rien de
moyens qui, s'ils viennent à leur suite, auront un plein
succès. C'est surtout dans les maladies aiguës que cela
devient frappant pour le médecin qui juge bien les faits.
Suivent deux exemples en faveur de ce que j'avance.

1. En mars 1845, j'eus à traiter, à Lyon, un malade,
M. R......, fabricant. Sa maladie datait de la veille du
jour où je fus appelé et venait d'un refroidissement. Il
me présenta l'état que voici :

Tempérament sanguin ; constitution pléthorique.....
Point de maladies antérieures.

Céphalalgie croissante qui était intolérable à l'instant où j'arrivai près de lui. Face très rouge, vultueuse, yeux rouges et saillants, animés, inquiets ; peau brûlante ; pouls plein, dur et fréquent.

Toux pénible, sèche, fréquente, dont chaque secousse répond au synciput, avec douleur horrible ; point d'autres symptômes du côté de la respiration.

Langue sèche, couverte d'un enduit épais, très blanc ; anorexie, grande soif ; bouche amère. — L'abdomen n'est pas douloureux à la pression ; point de coliques ; quelques envies de vomir. Selles nulles ; urines rares, brûlantes et très rouges, d'odeur forte.

Grande anxiété ; peur de mourir.

— Cet ensemble de symptômes indiquait certainement *Aconitum nappellus* ; mais la douleur syncipitale en toussant et la blancheur de l'enduit de la langue, avec sécheresse, étant très spéciales à *Bryonia*, je compris que ce remède pourrait utilement trouver sa place dans le traitement. Cependant on sait que, si *Aconitum* et un autre remède sont, à peu près également indiqués, il est bon de débuter par celui-là. C'est ce que je fis : j'en donnai une dose convenable délayée dans de l'eau, à prendre en plusieurs fois. C'était le soir. — Le lendemain, l'état du malade paraissait exactement le même et sans la moindre amélioration : *Bryonia* fut donné, une petite dose délayée dans un verre d'eau, à prendre une cuillerée d'heure en heure. L'effet en fut presque instantané. Demi-heure après la première cuillerée, la céphalalgie commença à décroître ; le jour suivant elle était entièrèment dissipée. L'usage continué du remède fit, en peu de jours, cesser tous les autres symptômes, et le malade revint bientôt à ses occupations. Il est indubitable pour moi que si l'emploi d'*Aconitum* n'avait pas précédé celui de *Bryonia*, le succès de ce dernier moyen n'eût pas, à beaucoup près, été si prompt et si efficace.

2. Il y a près de cinq ans, à Lyon, Mme Gros, quai Bon-Rencontre, 70, s'étant mouillée, était rentrée chez elle transie de froid. Elle se coucha tout de suite. La nuit fut mauvaise et avec fièvre. Le lendemain, affaissement général, voix faible ; étourdissement au moindre mouvement ; céphalalgie, tête et visage brûlants, face rouge, peau chaude, horripilations, pouls dur et fréquent, tendance invincible au sommeil.

Inappétence, soif, langue sèche et blanc jaune ; envie de vomir ; rien du côté des urines et des selles.

Tempérament bilioso-sanguin, cheveux noirs, œil ordinairement vif.

Je crus utile de débuter par l'emploi d'*Aconitum nappellus*, avec l'intention de passer à *Nux vom* si l'amélioration n'était pas rapide et marquée. Le soir, aucun changement. *Nux vom* fut donné, et le lendemain, la malade était sur pied ne se sentant plus de rien.

Ma conviction est encore, ici, comme dans le cas précédent, que l'action du deuxième remède a été de beaucoup plus favorable, venant après celle d'*Aconitum*, qu'elle n'eût été sans cela. — Je n'insiste pas là-dessus : c'est un fait

d'observation clinique sur lequel les médecins homœopathistes sont parfaitement d'accord, que certains remèdes,
quand l'indication en est suffisante, deviennent de très bons
moyens pour préparer et assurer le succès d'autres
remèdes qui paraissent être beaucoup mieux indiqués.

Quant à l'autre proposition énoncée par moi avec
celle-ci, à savoir : que l'action d'un moyen qui, ayant
paru convenablement choisi, ne produit cependant
aucun bien appréciable, n'est jamais inutile au malade,
toutes les fois que l'emploi de ce moyen a été très
modéré, cette proposition me semble avoir été assez
clairement établie par le raisonnement. Je pourrais, en
outre, l'établir par des faits ; mais ces faits-là seraient
peu compris; il faut être au lit du malade pour en bien
juger, et tout praticien homœopathiste a pu s'assurer,
comme moi, que ce que je dis ici est vrai.

J'ai fait voir suffisamment, que l'on peut toujours
débuter par de très petites doses dans l'emploi
des remèdes homœopathiques, en montrant que si réellement ils sont bien les moyens propres à satisfaire les
besoins morbides qu'éprouve l'économie, leur bon effet ne
peut jamais manquer de se faire sentir, quelque affaiblie
qu'en soit la dose. J'ajoute à cette démonstration que
l'action d'un remède devant être non une nutrition, c'est
l'affaire de l'aliment, mais une simple modification de la
force de vie , soit en général, soit dans les organes,
cette action doit n'agir que par *impression* et comme
puissance, et non comme *matière.* De plus , un moyen

direct attaque, sans détour et sans mettre toute l'économie en émoi, le point ou le mode souffrant ; donc une petite stimulation peut suffire ; elle sera toujours sentie, 1° parce qu'elle va au but tout droit et sans intermédiaire ; 2° parce qu'elle impressionne une partie dolente, qui, par là même, sent vivement les moindres atteintes.

X.

Sur la question de savoir théoriquement dans quels cas il est opportun de répéter les remèdes homœopathiques, et dans quels cas il ne l'est point, question non encore jugée parmi les médecins homœopathistes, voici ce qu'il m'a paru important de déduire de tout ce qui précède :

Je pars de là que toute maladie étant un besoin, le remède homœopathique qui peut la guérir ne le fait que comme étant l'objet de satisfaction que ce besoin sollicite.

§ 1.

Un besoin pris comme sensation peut toujours être comparé à un autre. Voyons dans un certain ordre de faits s'il est des besoins, même très vifs, que la moindre possession de leur objet par celui qui les éprouve parvient à satisfaire.

La curiosité fournit des besoins de ce genre :

Une personne marche devant moi; je crois la reconnaître; pressé du besoin de m'assurer si je ne me trompe pas, impatient, je cours à elle et retrouve un ami. La plus simple possession de l'objet a fait cesser le besoin. J'avais besoin de savoir; je sais, c'est tout ce qu'il me faut... je suis satisfait.

J'entends une voix ennemie.... Parle-t-on de moi?... Je prête l'oreille : non, c'est d'un autre. Il me suffit; je suis satisfait.

Il est des besoins morbides qui sont de même. Parfois ils offrent un appareil symptomatique effrayant, et cependant on trouve, à l'épreuve, que la plus légère possession de leur objet par le sujet qu'ils tourmentent, peut aisément les satisfaire. Voici des exemples (1).

1. Au commencement de 1834, à Thoissey (Ain), je donnai des soins à Mlle Garnier, demeurant aujourd'hui à Lyon, place Bellecour, 8, pour une fièvre intermittente tierce, dont l'invasion avait lieu, le matin à huit heures, par un malaise général inexprimable, suivi bientôt d'un frisson violent avec soif d'eau froide, céphalalgie excessive et bleuissement des ongles et des mains. Ce frisson durait près de deux heures et était suivi d'une chaleur générale, ardente à la tête comme du feu, avec des douleurs tellement hor-

____

(1) Les personnes que j'ai désignées ci-après, par leurs noms et leurs adresses, m'ont autorisé à le faire.

ribles que la malade ne pouvait ni parler, ni faire le moindre mouvement; la face était très rouge; le pouls était fort et rebondissant. Battement de cœur.

Absence complète d'appétit. Point de selles.

Plusieurs remèdes, tels que Aconit, Ignatia, Pulsatilla, Nux vomica, etc., et même le Sulfate de quinine donné à doses pressées, échouèrent complètement.

Enfin je fis choix de *Natrum muriaticum*, sur cela que la malade souffrait depuis longtemps de battements de cœur, que la fièvre venait le matin, que les ongles et les mains bleuissaient pendant le frisson, que la céphalalgie était atroce..... Une seule dose de la trentième dilution de ce remède donnée le matin de l'accès, deux heures avant, prévint celui-ci; et, de ce moment, sans rien donner autre, tout fut terminé; il n'y eut point de récidive.

2. En 1843, je fus consulté, en Périgord, par un de mes amis qui, depuis deux mois, souffrait de coliques affreuses, avec selles diarrhéiques souvent répétées, très pressantes et peu copieuses.

Une seule dose de *Nux vomica* ramena tout dans l'ordre.

3. A la même époque, aussi en Périgord, je fus appelé pour une enfant de trois ans qui, depuis une heure, était dans une fièvre brûlante : face rouge, yeux proéminents, pouls d'une fréquence extrême, grande céphalalgie. L'enfant est très agité et se plaint d'être bien malade. — Une seule dose d'*Aconitum napellus*

opère si promptement, qu'en moins d'une heure la fièvre avait entièrement cessé.

4. En 1844, à Thoissey, une malade se présenta à l'hôpital, portant, depuis quatre mois, au bras et à la main gauches, une dartre croûteuse et suintante, avec démangeaison insupportable. M. Gastier étant absent, je fis donner à cette malade une seule prise de *Graphites*, 30ᵉ dilution. L'amélioration commença le lendemain par la cessation de la démangeaison, et se continua, sans autre moyen, jusqu'à dessication complète et retour du membre à l'état normal.

5. En 1845, à Lyon, je fus, à diverses fois, consulté par Mᵐᵉ Garnier, mère de la personne dont il est question au nᵒ 1 ci-dessus, pour de violents maux de dents, suite de froid. Une première fois, elle souffrait, depuis huit jours, d'une manière horrible. *Mercurius solubilis,* donné le matin, en une seule dose, avait tout dissipé deux heures après. Toutes les autres fois, le même remède a été administré et les effets en ont été tout aussi prompts.

Cette même personne m'a consulté, à deux reprises, pour une sciatique excessivement douloureuse, également suite de froid. Une seule dose de *Colocynthis* a, chaque fois, enlevé complètement la douleur en quelques heures.

6. En 1844, à Mâcon, une dame modiste me pria de faire passer les engelures dont les mains de l'une de ses ouvrières étaient envahies. Cet état eut cédé, en

deux jours, à une seule prise de *Pulsatilla*. Le même remède eut le même succès dans une affection toute semblable chez le fils d'un colonel espagnol réfugié.

7. En 1844, il me suffit d'une seule dose de *Nux vomica* pour guérir radicalement d'une cruelle odontalgie qui, depuis longtemps, n'avait presque point de relâche, une dame du Périgord qui m'avait consulté par lettre.

8. Le 19 septembre dernier, M[lle]Marie Comby, actuellement domestique chez M. Piot, rue des Forces, 2, vint réclamer mes soins pour une douleur cruelle de l'articulation scapulo-humérale gauche, existant depuis un mois, et accompagnée d'une éruption vésiculeuse et ardente à l'épaule. Elle allait bien d'ailleurs.

Une seule dose de *Rhus toxicodendron* avait, le lendemain, fait cesser entièrement et la douleur et l'éruption.

9. Mme L., de Lyon, âgée de 39 ans, souffrait régulièrement, à chaque époque menstruelle, depuis sept ans au moins, de maux de reins violents, de fortes douleurs au bas-ventre et d'un mouvement de tourbillon dans l'intestin, suivi de vomissement comme d'eau chaude, de faiblesse excessive et d'une transpiration froide. L'invasion de cet état était brusque, et la durée ordinaire était de deux heures. Le lendemain les règles venaient facilement.

Elle me consulta, à ce sujet, en décembre 1844. Une seule dose de *Pulsatille*, que je donnai à prendre deux jours avant l'époque prochaine, suffit pour guérir *radicalement* la malade.

10. Mme Favre, concierge, place Bellecour, 8, âgée de 35 ans, fut prise, le 22 décembre dernier, d'une angoisse inexprimable à la région du cœur avec des douleurs élançantes et crampoïdes, tellement considérables dans cette partie et dans toute la poitrine que la malade ne pouvait se mouvoir, ni tousser, ni prononcer une parole, ni même respirer, sans souffrir cruellement. Elle était depuis plusieurs heures dans cet état, qui de plus en plus allait s'aggravant, quand j'arrivai auprès d'elle, à trois heures de l'après-midi. A ce moment, le pouls était presque insensible, le corps froid, les traits anxieux et altérés ; la malade se sentait comme mourir.

J'observe que cette personne était maladive depuis longtemps, très affaiblie par la souffrance ; mais elle n'avait jamais éprouvé rien de semblable à l'état présent. Seulement elle sentait de temps à autre des élancements à la région du cœur.

Je donnai à l'instant une dose de *Metallum album*. En moins de cinq minutes, la malade se trouva un peu mieux. Je la quittai et lui promis de revenir dans deux heures. Quand je revins, elle ne souffrait presque plus. Le lendemain tout cet état alarmant était entièrement dissipé, et il n'a pas reparu depuis lors.

11. En 1835, M. Gastier, de Thoissey, était un jour chez M. Jamet, conseiller de préfecture, à Mâcon, quand une jeune fille de la campagne est prise chez ce dernier d'une attaque d'épilepsie. Le docteur Gastier administre, à l'instant, une prise de *Belladonne*, et n'entend plus

parler de la malade. L'an dernier, M. Jamet rappelle ce fait au docteur, en l'assurant que, depuis lors, cette personne n'a pas eu une seule attaque, et qu'auparavant elle ne passait jamais huit jours sans en avoir.

Je borne là cette citation de faits, plus que suffisante comme démonstration, mais sans intérêt d'ailleurs, si l'on songe que nos journaux homœopathiques regorgent d'observations de même genre.

Ce qu'il faut en induire, c'est que réellement il en est de quelques besoins morbides, comme de certains besoins moraux : le plus léger contact des objets qui peuvent les satisfaire suffit pour les effacer. Alors il est clair que d'insister sur la prolongation ou la répétition de ce contact serait inopportun : dès, en effet, qu'une chose suffit, la moindre quantité de plus serait de trop. Telle est la rigueur de la règle, facile à poser, mais difficile dans l'application... C'est au médecin prudent à savoir marcher dans sa pratique avec assez de mesure et d'attention, pour discerner bien exactement les cas où il ne faut frapper l'économie qu'une seule fois par les mêmes moyens, de ceux où il faut renouveler souvent les mêmes impressions... L'épilepsie est, pour moi, une des maladies où il faut être le plus circonspect, quand il s'agit de répéter les remèdes ; je crois qu'on doit, pour l'ordinaire, s'en abstenir, et, en outre, se montrer avare d'une médication où les remèdes se multiplieraient beaucoup.

Il est des médecins, et Hahnemann faisait ainsi

dans le principe, qui jamais ou presque jamais ne reviennent à une nouvelle dose d'un remède employé, sans avoir donné, comme intermédiaire, un autre remède. Leur pratique n'en est pas moins pleine de succès. Mais il est probable que s'ils cherchaient à démêler les cas où il serait bon d'insister, parfois même longtemps, sur l'administration réitérée d'un seul moyen, ils accroîtraient encore beaucoup le nombre de leurs brillantes cures.

J'ai vu d'autres médecins persister dans l'emploi répété d'un remède, quand même le malade n'en retire aucun bien ou le tolère difficilement. A mon point de vue, ce n'est pas là de la thérapeutique directe ou homœopathique; car s'il est vrai que tout moyen direct n'est reconnaissable sur le malade qu'à cela qu'il donne satisfaction au besoin morbide en le flattant, ce moyen doit, dans tous les cas, à moins qu'il ne soit employé à dose trop active, produire sur le vivant une sensation agréable. Quand donc la sensation, au lieu d'être telle, est tout autre, il est manifeste que renouveler, répéter cette sensation pénible, n'est pas satisfaire au besoin, mais seulement secouer l'économie plus ou moins vivement; c'est faire de l'allopathie. C'est donc à tort que quelques médecins homœopathistes penseraient que nos moyens doivent frapper fort et nous émouvoir jusqu'à la souffrance pour devenir curatifs. La thérapeutique directe bien faite doit atteindre son but sans faire souffrir, comme tout ce qui a pour objet réel de satisfaire un besoin.... Il faut tenir

compte cependant de ce qu'il est des sujets sur lesquels la moindre impression, même la plus agréable,
est toujours accompagnée d'une manifestation douloureuse de la sensibilité. Avec de tels sujets on fait pour
le mieux, en usant des instruments qu'on possède....
Mais je ne sais trop si l'on fait bien là de la vraie
thérapeutique directe.

§ 2.

J'aborde actuellement la discussion des circonstances
où il est opportun de répéter, sans intermédiaire,
l'emploi des mêmes moyens, toujours en procédant
de là, qu'une maladie est un besoin à satisfaire.

Il y a des besoins moraux d'un tout autre caractère
que ceux décrits plus haut touchant la *curiosité*, et
qui ne s'effacent pas, comme ceux-ci, à la moindre
impression.

Une passion légère et sans consistance, même avec
un appareil violent, ne dépasse pas en durée la facilité
d'en posséder l'objet. Une passion plus sérieuse s'use
peu à peu, et se détruit par la jouissance répétée de
l'objet qui l'occupe. Une passion profonde et tenace
ne peut cesser que par l'excès de jouir, par la lassitude, par la satiété. Il est des passions capricieuses
et complexes dont l'objet est multiple. Ainsi, l'on voit
des ambitions qui portent sur une infinité de choses.
Enfin il est des passions vagues que rien ne contente.

Notons qu'ici je considère la passion comme livrée à ses instincts, et pouvant se repaître aisément de ce qui en est l'objet.

J'ai eu à observer qu'il est des besoins morbides qui se présentent avec des caractères comparables à ceux que je viens d'indiquer pour de certaines passions morales. Les uns, je l'ai fait voir, trouvent satisfaction entière dans le moindre contact de leur objet. D'autres s'éteignent par degrés en répétant, en renouvelant plusieurs fois ce contact. D'autres, plus tenaces, semblent n'en avoir jamais assez; c'est comme un appétit, une faim de jouir qui se réveille fréquemment et qu'il faut lasser à force de la prévenir. D'autres sont tels, que pour les satisfaire il faut une combinaison, une succession d'objets divers. D'autres enfin ne trouvent de satisfaction complète dans quoi que ce soit.

Appuyons ces diverses propositions par des faits :

1. En 1835, Mme Belvèze, rue du Plat, 2, au rez-de-chaussée, enceinte de plusieurs mois, réclama mon ministère pour des varices qui s'étaient développées à la jambe et à la cuisse gauches. Je la traitai sans succès pendant quelque temps, et vraiment j'espérais peu de ce traitement, la cause productrice étant là, non-seulement pour entretenir, mais pour aggraver la maladie. Et, en effet, malgré mes soins, le mal allait croissant. Un mois avant d'accoucher, la malade me dit, toute en larmes, qu'elle avait aussi des varices aux grandes lèvres, lesquelles, depuis quelques jours, y devenaient

de plus en plus volumineuses, et lui procuraient une telle souffrance, qu'il lui était presque impossible de marcher. Cela l'effrayait beaucoup pour sa couche. La chose fut vérifiée et reconnue. Un grand nombre de tumeurs, comme de petits grains de chapelet, étaient répandus sur le périnée et sur la partie extérieure de la lèvre gauche, et celle-ci était extrêmement tuméfiée et rouge.

Le cas était des plus graves, et je m'attendais à le trouver des plus rebelles, malgré l'exacte indication et la puissance du moyen que j'allais y opposer. Mais il en fut autrement : six doses de *Calcarea carbonica*, 7ᵉ dilution, données, une tous les trois jours, amenèrent graduellement une guérison complète; en sorte que, quelques jours avant l'accouchement qui fut des plus heureux, la malade n'avait plus aucune trace de varices.

C'est là un cas où, j'en ai la conviction, le succès *entier* a été dû à l'impression répétée du moyen médicateur. Cela ne se prouve pas; je ne puis qu'affirmer et dire que tout médecin à l'œuvre rencontre de ces maladies où l'opportunité de la répétition d'un remède est pour lui manifeste; et souvent il peut, par analogie, juger, de prime abord, que tel fait morbide qui se présente à lui sera de même. Toutefois, un tel jugement ne saurait jamais offrir une certitude complète : c'est la marche, jour par jour, de la maladie qui, seule, est une bonne règle sur ce point; en sorte que s'il était possible de voir souvent le malade, il serait toujours plus convenable de ne lui donner qu'une dose de remède, à chaque fois, afin de juger par soi-même s'il y a ou non opportunité à y revenir. Ce serait le moyen de faire de la bonne médecine et rien au hasard.

2. Mlle Augustine Lefondeur, âgée de 28 ans, demeurant à Lyon, rue des Deux-Angles, 17, connue par un grand nombre de nos médecins (1) : 1° pour être sujette, depuis plus de neuf ans, à des attaques de catalepsie excessivement fréquentes, de tous les jours et très souvent même de toutes les heures, sous l'influence des causes les plus légères; 2° pour avoir été, pendant quatre ans, au commencement de sa catalepsie, dans un état de paralysie générale du sentiment, et dans une paralysie du mouvement des deux membres inférieurs et de l'un des membres supérieurs; ce qui a cédé en grande partie à l'emploi de l'électricité, mais n'a cessé complètement que par le traitement homœopathique, auquel M. le docteur Rapou père a, durant l'été dernier, soumis la malade; 3° pour souffrir d'une paralysie de la vessie qui, lors de la paralysie générale, existait avec incontinence d'urine, et, depuis près de quatre ans, était avec une rétention d'urine telle que la malade n'a pu, pendant tout ce temps, uriner une seule fois sans le secours d'une sonde... cette demoi-

___

(1) Les parents m'ont dit qu'elle avait été traitée par dix-sept médecins de Lyon.

selle est venue me consulter, le 18 décembre dernier, pour cette paralysie de la vessie avec rétention d'urine. Elle m'a accusé une douleur serrante au bas-ventre et comme des efforts involontaires mais *inutiles* et très douloureux d'uriner quand la vessie est pleine. L'introduction de la sonde la fait beaucoup souffrir; il lui semble que le canal est déchiré.

Le *Prunus spinosa* m'étant connu pour être un remède puissant dans les rétentions d'urine violentes, accompagnées de crampe de la vessie et de douleurs brûlantes dans l'urêtre en s'efforçant d'uriner, j'en donnai à la malade quatre doses de la 2e dilution, à prendre une chaque jour.

Le jour même de l'emploi de la première dose, la malade eut à peine introduit la sonde qu'elle sentit pouvoir uriner d'elle-même; et, en effet, elle y réussit, mais avec beaucoup de souffrance.

Après la deuxième dose, les urines vinrent et furent évacuées sans le secours de la sonde, mais toujours avec de la douleur.

Après la troisième et la quatrième dose, les souffrances, en urinant, étaient très faibles, et les urines de plus en plus faciles. La malade vint me rendre compte de cet heureux résultat le 28 décembre, et, malgré les quelques souffrances qui existaient encore en urinant, je crus devoir m'en tenir à ce qui avait été fait, et livrer à la nature et à quelques soins hygiéniques la consolidation de cette cure.

J'ajouterai que cette demoiselle qui, jusque-là, prenait des attaques de catalepsie sous l'influence des moindres causes de plaisir ou de peine; qui, le premier jour où elle est venue me consulter, accompagnée par sa mère, en a pris une chez moi, j'ajouterai, dis-je, qu'elle n'a, depuis lors, eu qu'une seule fois comme une apparence d'attaque, quand même ses parents ont essayé, à plusieurs reprises, de la surprendre par des émotions vives, pour s'assurer si réellement il y avait eu une modification avantageuse produite sur son état de catalepsie.

Aujourd'hui, il y a un mois et demi que ce succès a été obtenu, et il ne s'est pas démenti.

Je cite ce fait, relativement à la répétition des doses, sans le discuter. Il ne serait pas impossible que la première dose eût, peut-être, suffi a produire la cure tout entière, si on l'eût livrée à toute sa durée d'action. Mais la guérison s'étant consolidée pendant l'influence réitérée du même remède, il est possible aussi que cette répétition n'ait pas été indifférente. Je me contente donc de rapporter ce qui s'est passé, sans commentaire aucun.

M. Daniéli, prêtre italien, résidant à Lyon, s'est remis à mes soins pour une inflammation chronique des amygdales, du voile du palais et de la luette, existant depuis quatre ans. Il a vainement épuisé toutes

les ressources de l'allopathie, et un traitement homœopathique de plusieurs mois, en 1845, n'a pas réussi.

Voici trois mois que je traite ce malade. Quand il
vint me trouver, toute l'arrière-gorge était rouge comme
du cynabre et lui donnait une sensation d'ardeur et
de sécheresse insupportables. *Lachesis* fut employé. Dès
la première dose, il y eut de l'amélioration, et à la
troisième, toutes les parties avaient repris une couleur
naturelle ; l'ardeur et la sécheresse avaient disparu. Mais,
soit que l'époque du froid devienne une cause incessante
de retour qu'il nous faut incessamment combattre,
soit que cela entre, comme on le dirait à Montpellier,
dans le génie de cette affection morbide, j'ai été obligé
d'en venir, depuis {longtemps, à répéter le remède
tous les jours, sans interruption, pour m'opposer à
des recrudescences de la maladie qui, déjà plusieurs fois,
se sont manifestées, quand j'ai voulu laisser quelque
relâche à la médication. — Il ne m'a pas été mieux
possible de faire l'essai d'autres moyens : j'ai eu cons-
tamment, par leur emploi, le même effet que dans les
cas où j'ai tenté d'apporter plus de distance entre
l'administration des doses de *Lachesis*, c'est-à-dire retour
de la chaleur à la gorge et rougeur des parties
malades.

A la condition de continuer les choses sur ce pied,
le malade se trouve bien, et toute l'arrière-gorge est
comme à l'état normal. J'ai espoir que, l'hiver une fois
passé, le bon état que cette médication maintient se

confirmera, et deviendra assez solide pour qu'il soit possible de suspendre le traitement (1).

Il est bien clair que, ici, le besoin morbide est une véritable faim du remède qui le satisfait, laquelle se renouvelle exactement comme la faim de substances nutritives.

Quant aux maladies ou besoins morbides qui exigent une combinaison successive de moyens curatifs divers, ce sont les plus nombreuses : Il n'est pas nécessaire de faits pour le prouver : tout le monde le sait; — et aussi personne n'ignore qu'il est des maladies rebelles dont aucun moyen ne triomphe. Heureux encore si, à la longue, on peut arriver à obtenir une amélioration marquée.

----

(1) Je commence à pouvoir mettre quelques jours d'intervalle entre les prises de *Lachesis*.

1.

Vivre c'est *agir* : agir en *santé* ou agir en *maladie*.

2.

La santé est l'état d'*intégrité* de la force active du vivant.

3.

La maladie est constituée par un état réel de *faiblesse* dans cette force active.

4.

Tout moyen de remédier à cet état, tout remède doit restaurer cette force.

5.

Un remède quelconque ne réhabilite l'activité vitale qu'en attaquant la *force cachée* et l'obligeant, par là, à mettre en *évidence*, en action, assez de ressources pour ramener l'intégrité de la force active.

6.

Les remèdes sont *indirects* ou *allopathiques*, *directs* ou *homœopathiques*.

7.

Supériorité de ceux-ci. Souvent *danger* de ceux-là.

8.

Quelques considérations sur l'emploi des moyens homœopathiques.

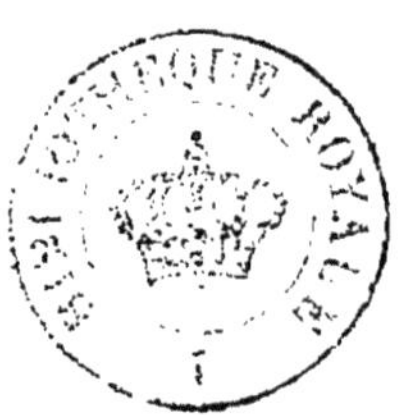

Lyon, Imp. Nigon, rue Cholamont, 5.